U0317204

中国伤害状况报告

2019

编著　国家卫生健康委员会疾病预防控制局
　　　教育部教育督导局
　　　公安部交通管理局
　　　国家市场监督管理总局质量发展局
　　　国务院妇女儿童工作委员会办公室
　　　中国残疾人联合会康复部
　　　中国疾病预防控制中心

人民卫生出版社

图书在版编目（CIP）数据

中国伤害状况报告 . 2019/ 国家卫生健康委员会疾
病预防控制局等编著 .—北京：人民卫生出版社，2019
　ISBN 978–7–117–29324–2

　I.①中… 　II.①国… 　III.①创伤外科学 – 预防（卫
生）– 研究报告 – 中国 –2019 　IV.①R640.1

　中国版本图书馆 CIP 数据核字（2019）第 256333 号

人卫智网	www.ipmph.com	医学教育、学术、考试、健康，
		购书智慧智能综合服务平台
人卫官网	www.pmph.com	人卫官方资讯发布平台

中国伤害状况报告 2019

编　　著：国家卫生健康委员会疾病预防控制局
　　　　　教育部教育督导局
　　　　　公安部交通管理局
　　　　　国家市场监督管理总局质量发展局
　　　　　国务院妇女儿童工作委员会办公室
　　　　　中国残疾人联合会康复部
　　　　　中国疾病预防控制中心
出版发行：人民卫生出版社（中继线 010-59780011）
地　　址：北京市朝阳区潘家园南里 19 号
邮　　编：100021
E - mail：pmph @ pmph.com
购书热线：010-59787592　010-59787584　010-65264830
印　　刷：人卫印务（北京）有限公司
经　　销：新华书店
开　　本：787×1092　1/12　印张：3⅔
字　　数：77 千字
版　　次：2019 年 12 月第 1 版　2019 年 12 月第 1 版第 1 次印刷
标准书号：ISBN 978-7-117-29324-2
定　　价：36.00 元
打击盗版举报电话：010-59787491　E-mail：WQ @ pmph.com
质量问题联系电话：010-59787234　E-mail：zhiliang @ pmph.com

前　言

伤害是与传染病、母婴疾病和营养缺乏性疾病，慢性病并列的三大类健康问题之一。伤害通常可分为非故意伤害和故意伤害，非故意伤害是指无目的或无意造成的伤害，包括道路交通伤害、溺水、跌倒、中毒、烧烫伤等；故意伤害是指有目的、有计划地自害或加害于他人所造成的伤害，包括自杀、自残、他杀等。世界卫生组织统计，每年全球有超过 500 万人因伤害死亡，占全球总死亡人数的 9%，并预测 2012—2030 年全球道路交通伤害的全死因顺位将从第 9 位上升至第 7 位，跌倒从第 21 位上升至第 17 位。在中国，2017 年伤害导致的死亡人数约 66 万人，约占全部人群死亡总数的 7%，是 1~44 岁人群的第一位致死原因，并且相对于每一例伤害死亡，估计还有几十人因伤害住院，数百人急诊，上千人就医。不少伤害的幸存者会遭受暂时的功能受损或永久性残疾。伤害由于其高发生率和高致残率，消耗了大量的卫生资源，也给个人、家庭和社会带来巨大的疾病负担和经济负担，已成为严重威胁我国儿童、劳动力人口健康和国家经济社会发展的重要公共卫生问题。

伤害是可以预防和避免的，多部门合作从公共卫生入手是预防和控制伤害发生的重要途径。20 世纪 80 年代起，许多发达国家通过部门协作努力，有效降低了伤害发生和因伤害死亡的人数，总结了大量实证有效的伤害干预策略和措施。在中国，政府部门日益重视伤害造成的健康和社会影响，采取积极措施预防和控制伤害的发生、致残和致死。2016 年，中共中央、国务院印发并实施的《"健康中国 2030"规划纲要》提出"强化安全生产和职业健康、促进道路交通安全、预防和减少伤害、提高突发事件应急能力"等来建设健康环境、实现全民健康。伤害的有效防控，将有助于提高我国人群期望寿命、改善健康状况、减少社会负担。

中国作为人口最多、地域广袤、经济发展不平衡的发展中国家，伤害对居民健康的威胁在一段时间内还是一个突出的问题，迫切需要加强对伤害的预防和控制。为了更好地推动中国伤害预防控制工作发展，国家卫生健康委员会疾病预防控制局牵头，组织教育部教育督导局、公安部交通管理局、国家市场监督管理总局质量发展局、国务院妇儿工委办公室和中国残疾人联合会康复部等共同编写了《中国伤害状况报告 2019》。该报告针对我国当前的重点伤害问题，从流行现状、防控政策、防控工作等不同方面进行梳理和总结，希望能为各级政府和伤害防控的相关部门、机构提供参考，促进全国和各地更好地开展伤害预防控制工作。

报告的编写过程得到了多部门、多领域专家的大力支持，中国疾病预防控制中心慢性非传染性疾病预防控制中心的专家在报告编写的组织、撰写及修改过程中花费了大量心血。在此，对各个部门、机构和各位专家的努力和贡献一并表示衷心的感谢！

编写组

2019 年 11 月

目　录

中国伤害状况报告
2019

中国伤害状况报告

2019

1 我国伤害流行现状

- ⤳ 死亡情况
- ⤳ 发生情况
- ⤳ 疾病负担

死亡情况

➔ 伤害是我国三大类健康问题之一

伤害是与传染病、母婴疾病和营养缺乏性疾病，慢性病并列的三大类健康问题之一，已成为严重威胁我国儿童、劳动力人口健康和国家经济社会发展的重要公共卫生问题。伤害主要包括道路交通伤害、溺水、跌倒、中毒、烧烫伤、自我伤害、暴力伤害等。2017 年，我国人群伤害总死亡率为 47.32/10 万，伤害导致的死亡人数约 65.78 万人，占全部人群死亡总数的 7.19%，高于传染病、母婴疾病和营养缺乏性疾病所造成的死亡总和，其中 1~4 岁和 5~14 岁儿童人群的伤害导致死亡人数占比为 46.28% 和 48.59%，均高于该年龄组儿童的其他各类疾病致死（图 1）。

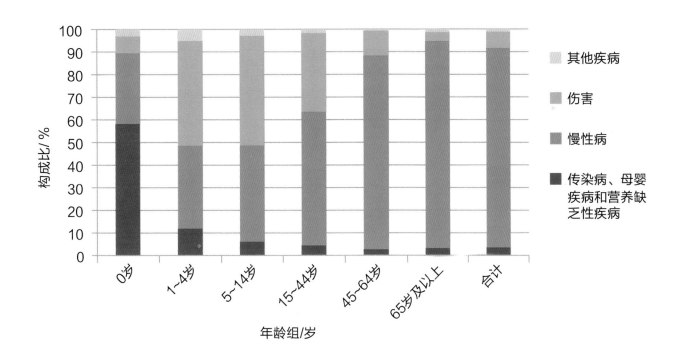

图 1　2017 年我国三大类健康问题导致的死亡构成
来源：中国死因监测数据集 2017

➲ 伤害是我国 1~44 岁人群的第一位致死原因

2017 年，伤害是我国 1~44 岁人群的第一位死因，其中溺水是我国 1~14 岁儿童第一位死因，道路交通伤害是我国 15~44 岁人群第一位死因（表 1）。

表 1　2017 年我国不同年龄人群死因顺位

顺位	<1 岁	1~4 岁	5~14 岁	15~29 岁
1	出生产伤和窒息	溺水	溺水	道路交通事故
2	先天性心脏异常	道路交通事故	道路交通事故	自杀及后遗症
3	出生低体重	先天性心脏异常	白血病	溺水
4	下呼吸道感染	下呼吸道感染	先天性心脏异常	缺血性心脏病
5	内分泌紊乱	跌倒	跌倒	跌倒
6	白血病	白血病	下呼吸道感染	脑血管病
7	道路交通事故	内分泌紊乱	中毒	白血病
8	脑膜炎	中毒	自杀及后遗症	中毒
9	炎性心脏病	脑膜炎	内分泌紊乱	肝癌
10	跌倒	炎性心脏病	淋巴瘤与多发性骨髓瘤	先天性心脏异常
11	肛门直肠闭锁	癫痫症	癫痫症	肾炎和肾病
12	唐氏综合征	肝癌	炎性心脏病	癫痫症

表1　2017 年我国不同年龄人群死因顺位（续）

顺位	30~44 岁	45~64 岁	65 岁及以上	合计
1	道路交通事故	脑血管病	脑血管病	脑血管病
2	脑血管病	缺血性心脏病	缺血性心脏病	缺血性心脏病
3	缺血性心脏病	肺癌	慢性阻塞性肺疾病	慢性阻塞性肺疾病
4	肝癌	肝癌	肺癌	肺癌
5	肺癌	道路交通事故	高血压及并发症	肝癌
6	自杀及后遗症	胃癌	胃癌	高血压及并发症
7	跌倒	慢性阻塞性肺疾病	肝癌	胃癌
8	胃癌	食管癌	糖尿病	道路交通事故
9	中毒	糖尿病	下呼吸道感染	糖尿病
10	肝硬化	结直肠癌	食管癌	食管癌
11	乳腺癌	跌倒	结直肠癌	下呼吸道感染
12	肾炎和肾病	肝硬化	跌倒	跌倒

来源：中国死因监测系统 2017

➔ 我国人群伤害死亡率呈下降趋势，但存在性别和城乡差异

2004—2017 年，我国人群伤害年龄标化死亡率从 58.88/10 万下降至 36.47/10 万（图 2），其中男性伤害年龄标化死亡率均一直高于女性，约为女性的 2.40 倍（图 3），农村人群年龄标化死亡率均一直高于城市人群，约为城市人群的 1.63 倍（图 4）。

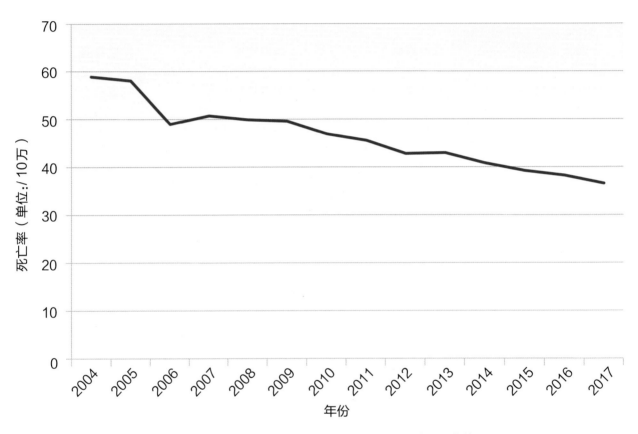

图 2　2004—2017 年我国人群伤害年龄标化死亡率变化趋势

来源：中国死因监测数据集 2004—2017

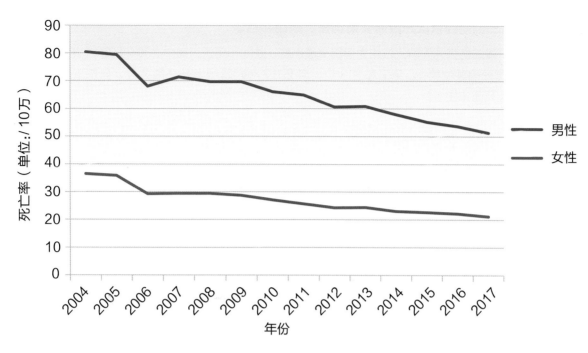

图3　2004—2017年我国男性和女性伤害年龄标化死亡率变化趋势

来源：中国死因监测数据集 2004—2017

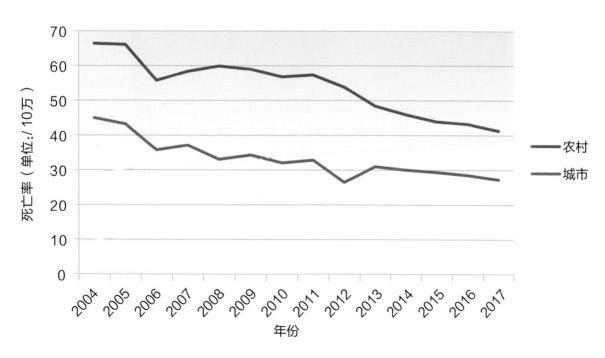

图4　2004—2017年我国农村和城市人群伤害年龄标化死亡率变化趋势

来源：中国死因监测数据集 2004—2017

➔ 我国人群伤害前三位死因依次为道路交通伤害、跌倒和自杀

2004—2017 年，我国伤害死因前三位均为道路交通伤害、跌倒和自杀，其中 2004—2011 年，道路交通伤害、自杀和跌倒依次居伤害死因顺位第 1、第 2 和第 3 位，自 2012 年起跌倒上升至第 2 位，自杀下降至第 3 位，道路交通伤害仍为首位伤害死因（图 5）。

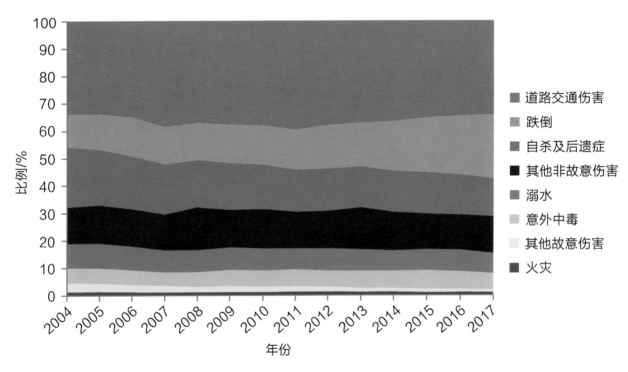

图 5　2004—2017 年我国人群伤害死因构成

来源：中国死因监测数据集 2004—2017

➔ **我国 15~44 岁人群道路交通伤害致死占比有所下降，但道路交通伤害仍是该人群首位致死原因**

2004—2017 年，我国 15~44 岁人群道路交通伤害致死占伤害总死亡的比例有所下降（图 6），但道路交通伤害仍是该人群的第一位致死原因（表 1）。与 2004 年相比，2017 年道路交通伤害致死的 15~44 岁人群的交通方式有所变化，驾驶非机动车（包括电动自行车等）、客车（包括私家小汽车等）和货车的比例明显上升，驾驶摩托车和农用运输车的比例明显下降（图 7）。

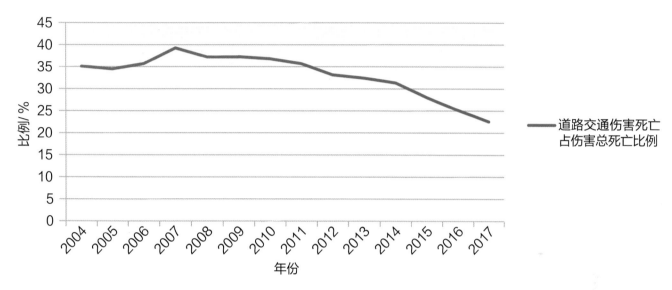

图 6   2004—2017 年我国 15~44 岁人群道路交通伤害死亡占该人群伤害总死亡比例变化趋势

来源：中国死因监测数据集 2004—2017

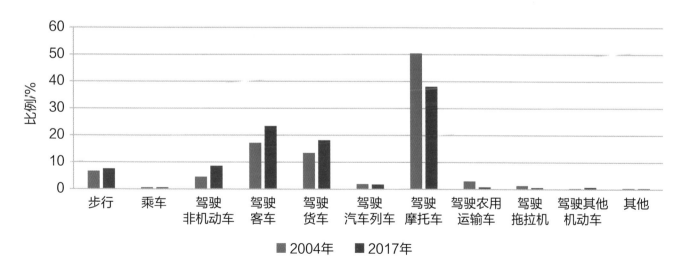

图 7   2004 年和 2017 年我国 15~44 岁道路交通死亡人员的交通方式变化

来源：公安部交通管理局

◑ 我国儿童溺水死亡率总体呈下降趋势，但儿童溺水问题仍不容忽视

2004—2017 年，我国 18 岁以下儿童溺水死亡率总体呈下降趋势，但均高于同年全人群溺水死亡率（图 8）。虽然儿童溺水率有所下降，但儿童溺水问题仍不容忽视，尤其对于 1~14 岁儿童，溺水仍是第一位致死原因（表 1）。

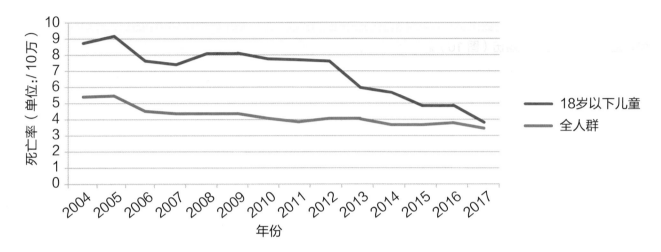

图 8　2004—2017 年我国全人群及 0~17 岁儿童溺水死亡率变化趋势

来源：中国死因监测数据集 2004—2017

◑ 我国老年跌倒死亡率开始呈现上升趋势，是我国 65 岁及以上老年人首位伤害死因

2004—2011 年，我国 65 岁及以上老年人跌倒死亡率呈下降趋势。自 2012 年起，65 岁及以上老年人群跌倒死亡率呈上升趋势。2004—2017 年，我国 65 岁及以上老年人跌倒死亡率均高于同年全人群跌倒死亡率。跌倒一直是我国 65 岁及以上老年人首位伤害死因（图 9）。

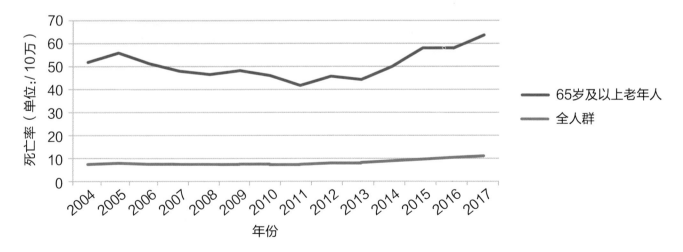

图 9　2004—2017 年我国全人群以及 65 岁及以上人群跌倒死亡率变化趋势

来源：中国死因监测数据集 2004—2017

发生情况

⊙ 医院就诊的伤害类型前三位为跌倒、道路交通伤害和钝器伤

据 2017 年全国伤害监测数据显示，252 家全国伤害监测医疗卫生机构门诊、急诊就诊的伤害类型前三位分别为跌倒、道路交通伤害和钝器伤（图 10）。

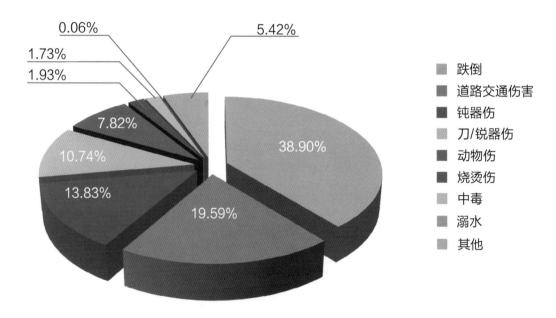

图 10　2017 年全国伤害监测系统病例伤害原因构成

来源：全国伤害医院监测数据集 2017

门诊、急诊就诊的伤害病例以头部伤害为首位，其次为上肢和下肢（图 11）。51.17% 的就诊伤害病例累及运动系统，其次累及中枢神经系统（图 12）。83.98% 的门诊、急诊就诊伤害结局是处理后离院，其次为住院或转院，比例为 11.83%。

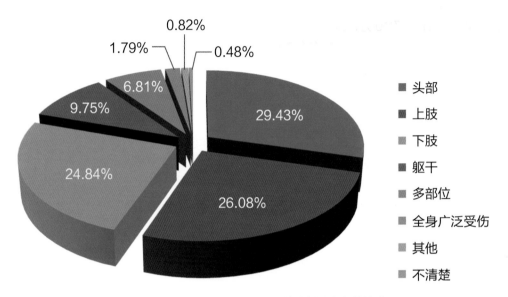

图 11　2017 年全国伤害监测系统病例伤害部位构成

来源：全国伤害医院监测数据集 2017

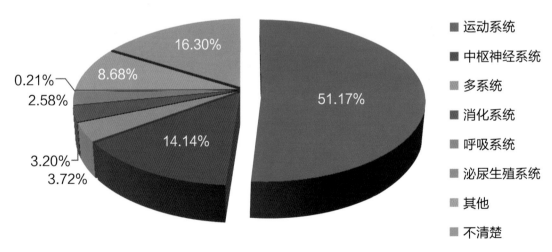

图 12　2017 年全国伤害监测系统病例伤害累及系统构成

来源：全国伤害医院监测数据集 2017

疾病负担

⊙ 我国人群伤害伤残调整寿命年率呈下降趋势

据全球疾病负担 2017 研究结果显示，1990—2017 年我国伤害伤残调整寿命年（DALYs）率呈下降趋势，从 4 765.64/10 万下降至 2 473.17/10 万，其中男性从 5 753.39/10 万下降至 3 225.59/10 万，女性从 3 708.59/10 万下降至 1 680.18/10 万（图 13）。伤残调整寿命年是指从发病到死亡所损失的全部健康寿命年，包括因早死所致的寿命损失年和伤残所致的健康寿命损失年两部分。

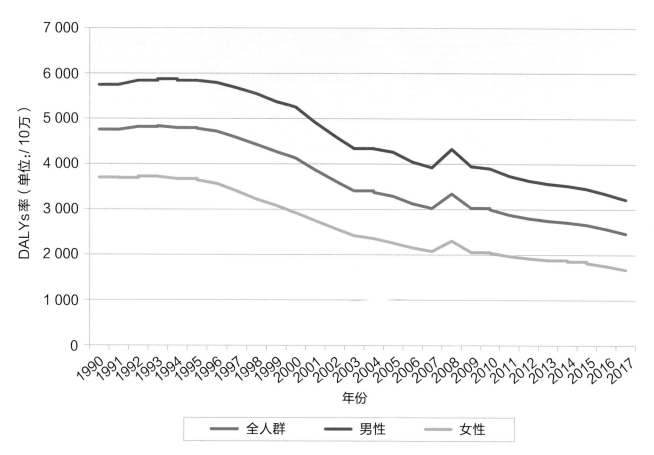

图 13　1990—2017 年我国全人群、男性和女性伤害年龄标化 DALYs 率变化趋势

来源：全球疾病负担研究 2017

⊙ 我国伤害伤残调整寿命年率前三位为道路交通伤害、跌倒和溺水

　　据全球疾病负担 2017 研究结果显示，我国伤害伤残调整寿命年（DALYs）率前三位依次为道路交通伤害（922.52/10 万）、跌倒（363.09/10 万）和溺水（299.72/10 万），占全部伤害伤残调整寿命年（DALYs）的 64.10%（图 14）。

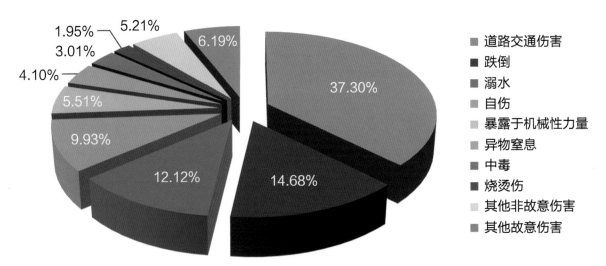

图 14　2017 年我国不同伤害类型伤残调整寿命年构成

来源：全球疾病负担研究 2017

中国伤害状况报告 2019

② 我国伤害预防控制政策

- ⊙ 伤害防控相关法律法规
- ⊙ 《"健康中国 2030"规划纲要》
- ⊙ 《中国儿童发展纲要（2011—2020 年）》
- ⊙ 《国家残疾预防行动计划（2016—2020 年）》
- ⊙ 《质量发展纲要（2011—2020 年）》
- ⊙ 道路安全相关政策
- ⊙ 学校安全相关政策

《中华人民共和国道路交通安全法》

《中华人民共和国道路交通安全法实施条例》

《中华人民共和国反家庭暴力法》

《中华人民共和国未成年人保护法》

《中华人民共和国安全生产法》

《中华人民共和国产品质量法》

《中华人民共和国标准化法》

《中华人民共和国消费者权益保护法》

《中华人民共和国食品安全法》

《中华人民共和国药品管理法》

《中华人民共和国农产品质量安全法》

《中华人民共和国特种设备安全法》

《缺陷汽车产品召回管理条例》

《残疾预防和残疾人康复条例》

《“健康中国 2030”规划纲要》

2016 年 8 月，中共中央政治局召开会议，审议通过了《“健康中国 2030”规划纲要》

促进道路交通安全

1. 加强道路交通安全设施设计、规划和建设，组织实施公路安全生命防护工程，治理公路安全隐患

2. 严格道路运输安全管理，提升企业安全自律意识，落实运输企业安全生产主体责任

3. 强化安全运行监管能力和安全生产基础支撑

4. 进一步加强道路交通安全治理，提高车辆安全技术标准，提高机动车驾驶人和交通参与者综合素质

5. 到 2030 年，力争实现道路交通万车死亡率下降 30%

6. 到 2030 年，力争将道路交通事故死伤比基本降低到中等发达国家水平

预防和减少伤害

1. 建立伤害综合监测体系，开发重点伤害干预技术指南和标准

2. 加强儿童和老年人伤害预防和干预，减少儿童交通伤害、溺水和老年人意外跌落，提高儿童玩具和用品安全标准

3. 预防和减少自杀、意外中毒

4. 建立消费品质量安全事故强制报告制度，建立产品伤害监测体系，强化重点领域质量安全监管，减少消费品安全伤害

《中国儿童发展纲要（2011—2020年）》

儿童健康主要指标：

到2020年

减少伤害所致的儿童死亡和残疾，18岁以下儿童伤害死亡率以2010年为基数下降1/6。

制定实施多部门合作的儿童伤害综合干预行动计划，加大执法和监管力度，为儿童创造安全的学习、生活环境，预防和控制、跌伤、交通伤害等主要伤害事故发生。

将安全教育纳入学校教育教学计划，中小学校、幼儿园和社区普遍开展灾害避险以及游泳、娱乐、交通、消防安全和产品安全知识教育，提高儿童家长和儿童的自护自救、防灾避险的意识和能力。

减少
儿童伤害
具体措施

建立健全学校和幼儿园的安全、卫生管理制度和校园伤害事件应急管理机制。

建立完善儿童伤害监测系统和报告制度。

提高灾害和紧急事件中保护儿童的意识和能力，为受灾儿童提供及时有效的医疗、生活、教育、心理康复等方面的救助服务。

《国家残疾预防行动计划（2016—2020 年）》

努力减少伤害致残

加强安全生产监管。到2020年，生产安全事故发生起数、伤亡人数均下降10%以上。

加强道路交通安全管理。到2020年，道路交通万车死亡率下降6%。

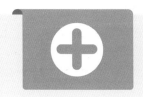

加强农产品和食品安全监管。

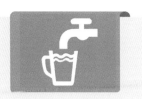

加强饮用水和空气污染治理干预。

增强防灾减灾能力。

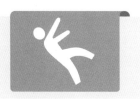

减少儿童意外伤害和老年人跌倒致残。

《质量发展纲要（2011—2020 年）》

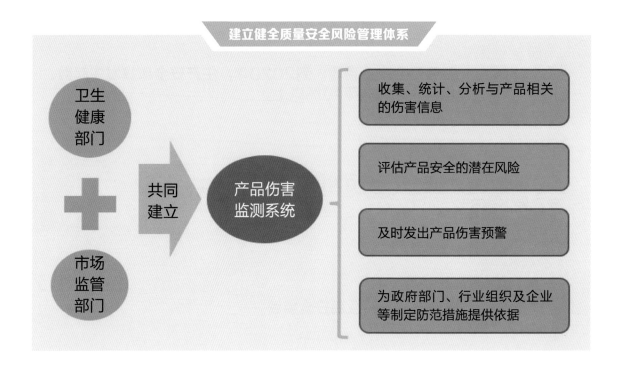

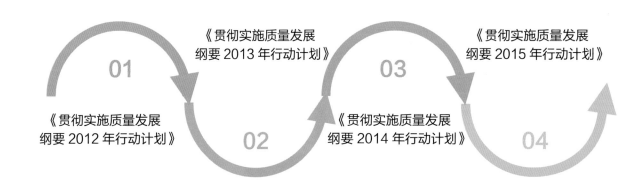

道路安全相关政策

《道路交通安全"十三五"规划》

《国务院办公厅转发公安部交通运输部关于推进机动车驾驶人培训考试制度改革意见的通知》

《国务院安委会办公室关于印发〈集中整治道路危险化学品运输违法行为专项行动工作方案〉的通知》

《道路交通安全"十二五"规划》

《交通运输部、公安部、国家安全监管总局关于进一步加强道路运输安全管理工作的通知》

《国务院办公厅转发公安部交通运输部关于推进机动车驾驶人培训考试制度改革意见的通知》

《公安部　教育部　国家安全生产监管总局关于组织开展农村地区校车接送学生车辆交通安全隐患排查整治工作的通知》

学校安全相关政策

《国务院办公厅关于加强中小学幼儿园安全风险防控体系建设的意见》

《国务院办公厅关于转发教育部中小学公共安全教育指导纲要的通知》

《国务院办公厅转发中央社会治安综合治理委员会等部门关于深化学校治安综合治理工作意见的通知》

《教育部等十一部门关于印发〈加强中小学生欺凌综合治理方案〉的通知》

《教育部等九部门关于防治中小学生欺凌和暴力的指导意见》

《教育部 公安部 共青团中央 全国妇联关于做好预防少年儿童遭受性侵工作的意见》

《公安部办公厅、教育部办公厅关于印发〈中小学幼儿园安全防范工作规范（试行）〉的通知》

《中央综治办、教育部、公安部关于进一步加强学校幼儿园安全防范工作建立健全长效工作机制的意见》

中国伤害状况报告

2019

3 我国伤害预防控制工作

- ⇨ 监测
- ⇨ 干预
- ⇨ 队伍

我国的伤害基础信息系统已建立并逐步完善。

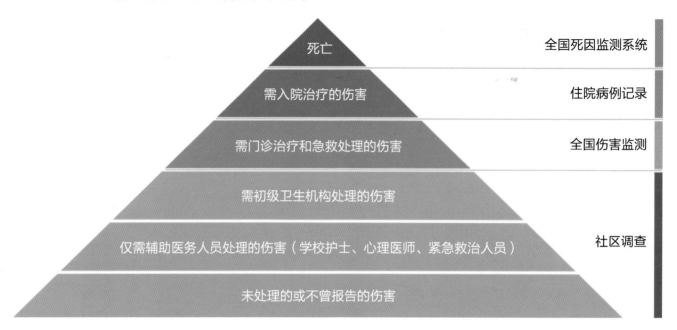

全国死因监测系统

全国疾病监测系统持续监测中国人群的死亡水平和疾病模式变化，于1978年建立，2004年扩大至161个监测点并开始以数据集方式提供年度死因监测结果。2013年原国家卫生计生委牵头对原卫生部死因统计系统、全国疾病监测系统进行整合并扩至605个监测点，建立具有省级代表性的全国死因监测系统。该监测系统能够系统持续反映中国人群的致死性伤害的流行情况和变化趋势。

2013年12月31日原国家卫生计生委、公安部、民政部颁布了《关于进一步规范人口死亡医学证明和信息登记管理工作的通知》（国卫规划发〔2013〕57号）。

2014年12月原国家卫生计生委办公厅印发《人口死亡信息登记管理规范（试行）》，进一步规范人口死亡信息报告内容及流程。

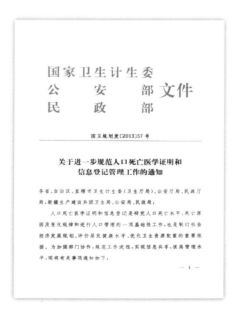

全国伤害监测系统

　　全国伤害监测系统是以医院为基础的伤害监测系统，通过收集医院门诊、急诊室就诊的伤害病例，反映门诊、急诊就诊伤害病例的基本情况和变化趋势，为描述我国伤害的流行情况、变化趋势和疾病负担，进而制定和评估伤害预防与控制策略、合理配置卫生资源提供了重要基础数据和科学依据。该监测系统由原卫生部办公厅发文建立，于 2006 年全国启动，2015 年进行了监测系统代表性的抽样完善工作，扩大至 84 个监测点 252 家医疗机构。2019年全国伤害监测工作纳入国家卫生健康委基本公共卫生服务的重大疾病与健康危险因素监测项目，监测范围扩大至 100 个监测点 300 家医疗机构，分布于全国 31 个省（自治区、直辖市）及新疆生产建设兵团和 5 个计划单列市（图 15）。

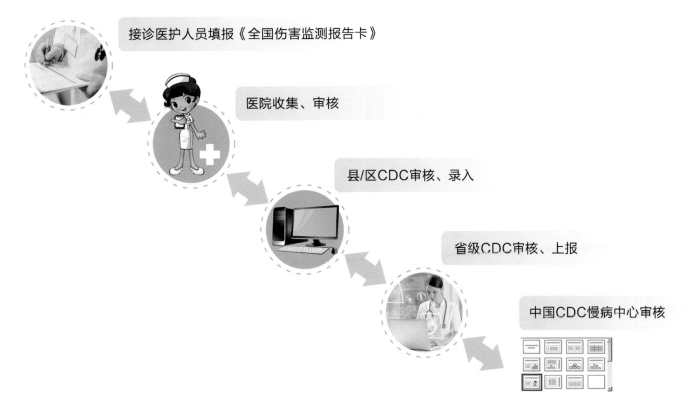

图 15　全国伤害监测系统工作流程

专题调查

　　收集伤害发生情况和相关危险行为的数据是伤害预防工作的基础。中国慢性病及其危险因素监测、青少年行为危险因素监测等，调查内容包含了部分伤害发生和相关行为危险因素内容，在一定程度上补充了全国性的伤害发生和相关危险行为数据的不足。2003年至今，卫生健康部门在多方合作的支持下，开展多项伤害专题调查，包括儿童伤害专题调查，儿童道路交通伤害状况调查，全国11省/道路安全状况调查，电动自行车相关伤害流行病学调查，儿童安全座椅使用调查等。广东、浙江、上海、北京等多个省份分别开展了多项覆盖全省范围的伤害专题调查，为当地伤害预防工作的开展提供了科学依据。

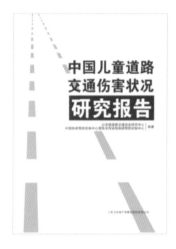
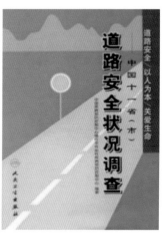
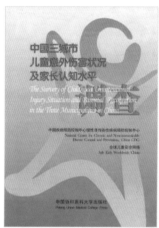
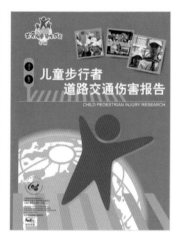

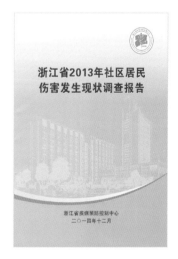
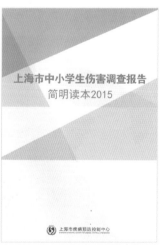
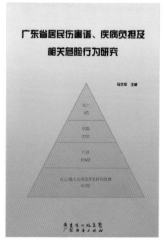
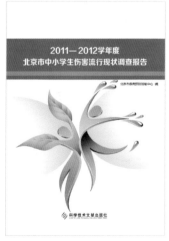

道路交通伤害防控

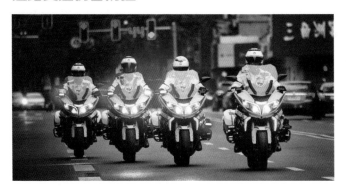 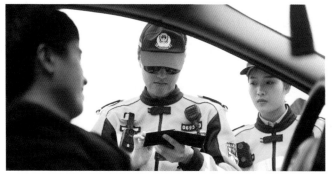

1 强化立法执法，遏制违法行为

自 2004 年颁布实施《中华人民共和国道路交通安全法》以来，公安部门先后制修订 9 部配套规章、9 部工作规范、151 个技术标准，进一步健全了道路交通安全法律法规标准体系，自 2011 年醉驾入刑以来，全国共查处酒驾 530 万起、醉驾 111.9 万起，"酒后不开车、开车不喝酒"在全社会形成共识，酒驾整治成为依法治国的成功范例和法治样本。2012 年国务院第一次出台《关于加强道路交通安全工作的意见》，从强化道路运输企业安全管理、严格驾驶人培训考试和管理、加强车辆安全监管、提高道路安全保障水平等 10 个方面提出了 28 项重大政策措施。

全国公安交管部门坚持"严执法、全覆盖、零容忍"，持续开展酒驾醉驾集中整治、打击假牌套牌假证违法行为专项行动、国省道交通秩序集中整治、冬季道路交通"百日安全行动"等全国统一行动，加大违法行为现场查处力度。同时，突出重点，严管"两客一危"和大货车等重点车辆，严查"三超一疲劳"等严重交通违法行为，有效防范了重特大事故的发生。

2 严格源头管理，消除安全隐患

牢牢抓住隐患车辆、重点人员和危险路段，动态排查，督促解决源头性隐患漏洞。持续开展"两客一危一货"等重点车辆驾驶人隐患清零行动和农村面包车专项治理，减少重点车辆和驾驶人肇事导致的伤害。持续排查危险路段，集中向有关部门通报推动整改并向社会公示提示。公安交管部门会同交通运输部门深入推进公路治超联合执法常态化制度化，强化执法合力；联合交通运输、工业和信息化等部门推进车辆运输车治理，督促不合规车辆按期退出市场；聚焦交通安全党委政府领导责任、主管部门监管责任、行业企业主体责任三大责任体系，加强社会共治共管，消除安全隐患。

3 广泛宣传教育，提升安全意识

多方联合，广泛、深入、立体开展道路交通安全宣传教育，全面提升公众安全意识。公安交管部门积极推进驾驶人违法记分满分教育和审验教育学习平台试点，25万人通过网络完成"两个教育"，联合交通运输部门大力推进文明交通进驾校"五个一"活动，全国1934所一级驾校基本落实"五个一"要求，2012年以来，会同文明办等7部门每年组织开展"122"全民主题宣传教育活动，形成了全社会共同关注道路交通安全的良好氛围。

卫生健康部门积极响应国际号召，开展重点人群主题教育和社会倡导，先后与国务院妇儿工委办、公安、教育、残联、妇联等部门和国际组织联手开展"道路安全·防患未然""年轻道路使用者安全""步行者安全""儿童道路安全"等主题倡导活动，响应联合国关于加强道路安全的各项决议和号召。

4 完善医疗急救，降低伤亡水平

道路交通事故应急救援已作为重要内容纳入医疗急救服务体系建设。公安部与原卫生部联合发出《关于建立交通事故快速抢救机制的通知》，要求各地建立"110"报警服务台、"122"交通事故报警服务台与"120"急救电话三者间的医警联动机制，以确保交通事故伤员及时、就近救治。卫生健康部门印发了《道路交通事故受伤人员临床诊疗指南》《需要紧急救治的急危重伤病标准及诊疗规范》，以规范道路交通事故受伤人员医疗救治诊疗行为，提高救治成功率，降低道路交通事故伤害死亡率和伤残率。

5 完善监测评价，加强技术支撑

我国道路安全决策的科学基础不断完善和加强。公安交管部门在全国道路交通事故统计报告的基础上，自2017年起进一步建立并全面推进落实道路交通事故深度调查制度，进一步深挖事故深层次问题和原因，为道路安全管理和决策提供科学依据。卫生健康部门不断提升全国死因监测系统和全国伤害监测系统的数据质量，完善对我国道路交通伤害和死亡流行情况的科学评估。世界卫生组织、联合国儿童基金会等国际机构积极支持中国政府探索和评估适宜我国国情的预防酒后驾驶、超速和电动自行车违法导致的道路交通伤害和儿童道路交通伤害的有效干预模式和干预措施，为道路安全管理提供技术支撑。

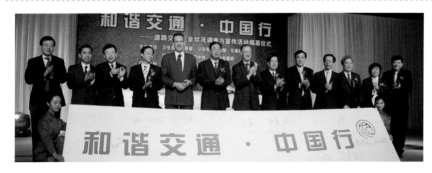

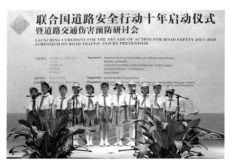

儿童伤害防控

1 加强防控政策，健全管理制度里

　　我国政府日益重视儿童伤害造成的儿童健康和社会发展问题，在《中国儿童发展纲要（2011—2020 年）》《"健康中国 2030"规划纲要》《国家残疾预防行动计划（2016—2020 年）》《健康中国行动（2019—2030 年）》等国家政策中均指出要预防和减少儿童伤害，并且在《中国儿童发展纲要（2011—2020 年）》中明确提出"18 岁以下儿童伤害死亡率以 2010 年为基数下降 1/6"的目标要求。山西、上海、江苏、安徽、山东、贵州 6 省市在本地儿童发展规划中增设儿童与安全领域。

　　为加强中小学安全工作管理，教育部先后印发《中小学公共安全教育指导纲要》等系列文件，健全学校安全管理制度，全面落实各项安全措施。国务院教育督导委员会办公室印发《中小学（幼儿园）安全工作专项督导办法》及评估指标体系，对学校安全专项督导工作进行了系统的制度设计和全面规定，建立了学校安全工作的考评机制。

2 探索建立多部门合作的儿童伤害预防工作机制

　　为落实《中国儿童发展纲要（2011—2020 年）》，国务院妇儿工委办公室在试点地区探索建立政府主导、多部门合作、全社会参与的儿童伤害预防工作机制。在北京、江西、江苏、浙江、广东等地的项目试点地区，已初步建立了卫生、教育、公安、交通、民政、水利等多部门合作预防儿童伤害的工作机制，并实施定期报告、交流儿童伤害预防工作情况的通报和会议机制。

3 积极预防，有效降低我国儿童伤害死亡率

　　各级政府日益重视儿童伤害预防工作，不断加强儿童安全相关的管理和监管力度，有效降低了我国儿童伤害死亡率，已提前实现了纲要提出的降低儿童伤害死亡率 1/6 的目标。

　　教育部门建立学校安全风险预警机制，在分析总结学生伤害事故发生规律基础上，有针对性的发布安全风险预警，并开展学校安全教育和演练，针对踩踏、消防、溺水、交通事故、学生欺凌和暴力行为等重点问题，会同公安部等相关部门联合开展中小学幼儿园"护校安园"专项行动，学校安全工作取得显著成效。

　　卫生健康部门积极探索并推广儿童伤害干预成功模式和优良经验，在国务院妇儿工委办公室和联合国儿童基金会的支持下，开展儿童伤害预防专题项目，推广安全学校、安全幼儿园、安全社区和安全家庭的"四安全"儿童伤害综合干预模式，开发了系列儿童伤害干预技术工具，探索了适合我国国情的儿童溺水、儿童道路交通伤害和儿童跌倒预防的有效措施。

卫生健康部门的全国死因监测、全国伤害监测、青少年行为危险因素监测，以及试点地区开展的学校伤害监测工作，北京、江西、上海、浙江、广东等多地开展的儿童伤害专题调查均为监测和评估我国儿童伤害的流行情况，分析我国主要的儿童伤害问题，提出预防对策提供了可靠证据基础。

在此基础上卫生健康部门联合相关部门制定了《中国儿童伤害报告》《儿童伤害预防工作指南》《儿童伤害干预系列技术指南》《儿童伤害预防系列核心策略》等多本技术指南、工作指南和读物，为全国开展儿童伤害预防工作提供技术支撑。

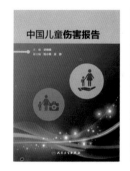
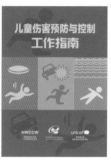

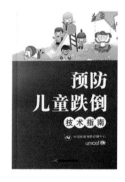
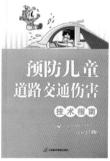
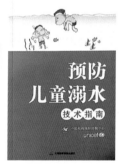
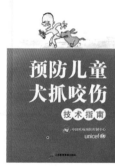
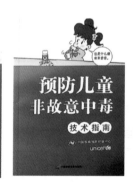

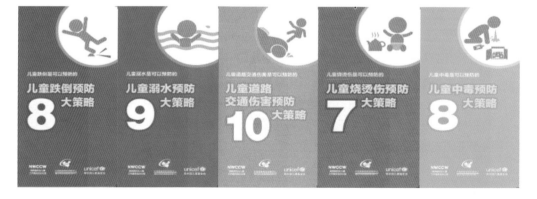

老年伤害防控

1 **推动防控政策，促进老年跌倒预防**

我国是世界上老年人口最多的国家，也是人口老龄化发展速度最快的国家之一，老年人健康快乐是社会文明进步的重要标志。我国政府日益关注老年人跌倒造成的老年健康和社会发展问题，在《"健康中国2030"规划纲要》《国家残疾预防行动计划（2016—2020年）》等国家政策中均指出要预防老年人跌倒，减少老年人跌倒致残。2019年发布的《健康中国行动（2019—2030年）》中，老年健康促进行动明确提出开展预防老年人跌倒等干预和健康指导。

2 **积极开展预防老年跌倒宣传倡导**

跌倒预防是老年伤害预防的优先领域。卫生健康部门联合相关部门编写、发布预防老年人跌倒的技术指南、健康科普信息和科普读物，通过各种传播途径进行预防老年跌倒的健康科普宣传。中央电视台2014年合作开展《我的父亲母亲：预防老年人跌倒》专题系列节目，在全社会广泛宣传科学预防老年人跌倒的知识、理念和技能，提升了社会公众对老年人跌倒预防的认识。国家卫生健康委在2019年开展的首届老年健康宣传周活动中，多家专业机构联合向全社会发布了老年跌倒预防联合提示，再次提升了媒体和社会对老年跌倒预防的关注。

3 **探索适合我国国情的预防老年跌倒适宜技术**

2015—2017年中国疾控中心慢病中心在全国5个干预地区实施了"八段锦锻炼对改善老年人平衡功能的研究项目"，对八段锦锻炼改善老年人平衡功能的有效性进行了科学论证，从而提出了改善老年人平衡功能的适宜技术，积极探索了既有中国特色，又有科学证据支持的预防老年跌倒的适宜技术建议，受到国际关注。此外，项目省市积极开展基于社区的预防老年人跌倒管理小组项目，和基于医疗机构的老年就诊患者的跌倒风险评估和分级管理可行性研究，进一步探索我国老年跌倒预防的适宜技术。

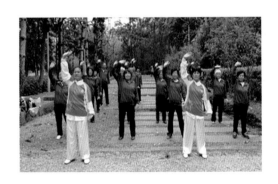
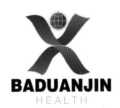
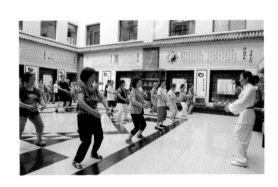

4   多方合作，开展社区老年人跌倒预防工作

  上海、河南、河北、大连、浙江、深圳等地卫生健康部门与其他部门合作，实施了以宣传倡导、健康教育、运动锻炼、环境改善、用药管理等多层面、多维度的社区老年人跌倒预防综合干预项目，针对当前预防老年人的实际需求，发挥基层社区卫生服务优势，有效降低了老年人跌倒的发生，培养了一批预防跌倒的专业技术队伍。

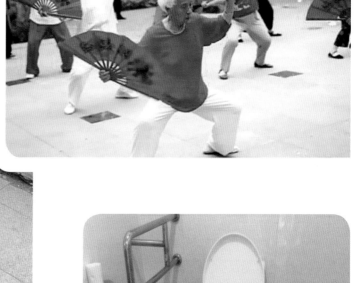

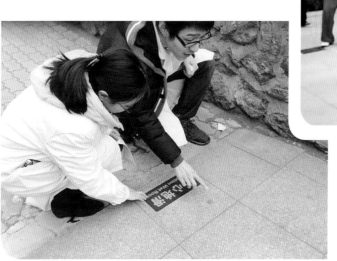

产品伤害防控

1 初步建立产品伤害监测工作体系

产品伤害是全球最为关注的市场风险和公共安全问题之一，通过开展产品伤害监测，并采取相应的产品伤害干预措施，是国家实施产品质量安全监管的基础性工作。经过十余年的发展，我国初步搭建了以哨点医院为主要信息来源，以消费者投诉、网络舆情为补充信息渠道，以伤害信息深度调查与干预为重点支撑的产品伤害监测工作体系，建立了国家产品伤害信息监测系统，产品伤害监测点扩大至 17 个地区 56 家医院。产品伤害监测工作每年可收集产品伤害病例 10 万例以上，监测信息为掌握我国产品伤害现状在一定程度上提供了数据支撑，也为我国产品伤害、产品安全预警、产品缺陷调查、消费品召回工作的开展在一定程度上提供了参考依据（图 16）。

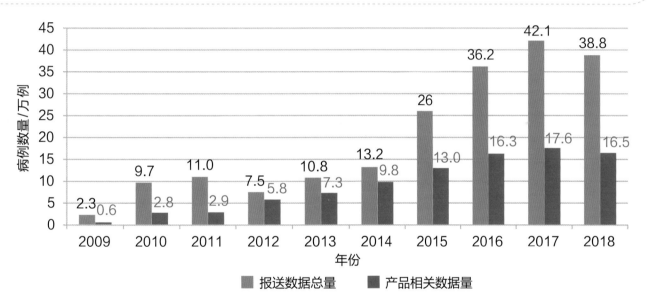

图 16 2009—2018 年产品伤害监测数据采集情况
来源：国家市场监督管理总局质量发展局

2 管理产品安全，预防产品伤害

在监测和调查的基础上，我国的产品伤害预防和干预措施得以完善，在减少因产品安全问题造成的人身伤害，及时发布产品伤害消费提示，提出相关产品安全标准的修订，引发部分缺陷产品召回，开展公众产品安全教育等方面发挥了显著作用。2017 年中共中央、国务院出台的《关于开展质量提升行动的指导意见》中再次强调了"完善产品伤害监测体系，提高产品安全、环保、可靠性等要求和标准"。基于产品伤害信息分析结果，截至 2019 年 3 月，共支撑发布儿童用品、家用电器等产品消费提示 37 次；开展滑板车、婴儿学步车、弹射类玩具、婴儿床、压面机等缺陷调查 65 次，引发召回 47 次。

1　健全残疾预防工作机制

　　《国家残疾预防行动计划（2016—2020年）》出台后，在国务院残工委的统筹领导下，成立了中央宣传部、国家发展改革委、教育部、民政部、原国家卫生计生委、中国残联等17个部门组成的残疾预防工作协调小组，建立日常联络沟通、议事协调、信息通报工作机制，同时，成立了残疾预防各领域专家组成的全国残疾预防和残疾人康复专家咨询委员会，对残疾预防相关工作提供咨询、建议。全国所有省（自治区、直辖市）政府或政府残工委均制定出台本地行动计划或贯彻落实《行动计划》实施意见，部分地区建立了省级残疾预防工作联席会议制度。

2　开展残疾预防综合试验区创建试点工作

　　"十三五"期间，中国残联与原国家卫生计生委、公安部、原国家安全监管总局、全国妇联共同印发《全国残疾预防综合试验区创建试点工作实施方案》，在全国遴选了100个县（市、区）开展全国残疾预防综合试验区试点工作，针对目前残疾预防工作中的重点领域、薄弱环节，实施包含努力减少伤害致残的全面残疾预防工作和重点干预项目，提升残疾预防服务能力，提高全社会残疾预防意识，有效减少残疾发生，减轻残疾程度，为国家制定相关政策措施提供实践经验。

3　加大残疾预防宣传力度

　　2017年国务院正式批准将每年8月25日设立为"残疾预防日"，体现了党中央、国务院对残疾预防工作的高度关心、重视。同年，中国残联、中央宣传部、中央网信办等23个部门共同编写并向社会公众发布了30条残疾预防核心知识，其中包含7条"努力减少伤害致残"核心知识；编印了4本《残疾预防核心知识系列丛书》，其中包含《努力减少伤害致残》。

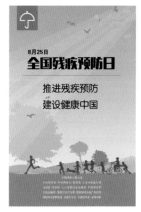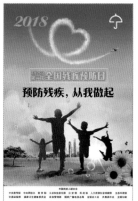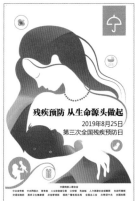

2017—2019年，连续3年，中国残联、中央宣传部、卫生健康委等15个部门联合印发活动通知，共同组织开展残疾预防日宣传教育活动，取得了良好的社会反响和宣传效果。

队伍

伤害防控公共卫生队伍逐步建立

20 世纪末，我国公共卫生领域开启了伤害预防控制的探索。2001 年原卫生部印发的《关于疾病预防控制体制改革的指导意见》中，明确将伤害预防纳入疾控机构职责。2002 年，中国疾病预防控制中心成立慢性非传染性疾病预防控制中心，承担伤害预防控制职能，开展预防控制工作。2018 年政府机构改革后，国家卫生健康委明确将伤害防控相关职责纳入疾病预防控制局，至此，在各级卫生行政部门的领导下，我国伤害防控公共卫生队伍逐步建立，国家级和各省级疾病预防控制中心全部设立了专（兼）职人员，负责伤害防控工作。国家每年组织开展伤害预防专业技术能力培训，各级疾控机构的伤害防控能力也不断得到加强，并逐步对基层卫生服务机构开展技术指导。中华预防医学会成立了伤害预防与控制分会，积极推动了我国伤害防控研究的学术发展。

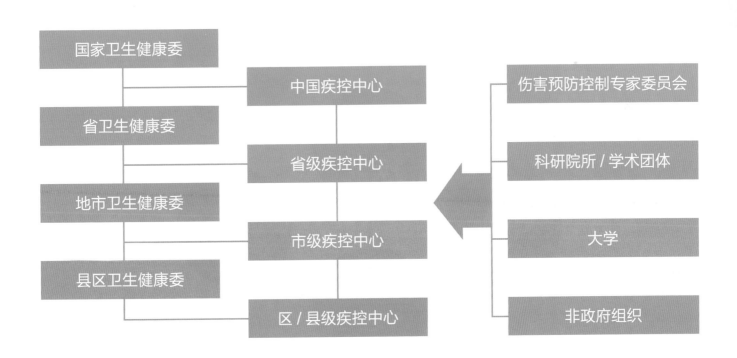

伤害防控工作网络逐步建立

　　伤害防控是一项长期的、复杂的社会系统工程，涉及多领域、多学科，需要政府牵头，多部门合作，以及全社会的共同参与。我国经过多年的伤害防控工作探索和实践，已在道路交通伤害、儿童伤害等伤害防控领域初步建立了伤害防控的横向工作网络，为促进伤害预防形成多方合力。

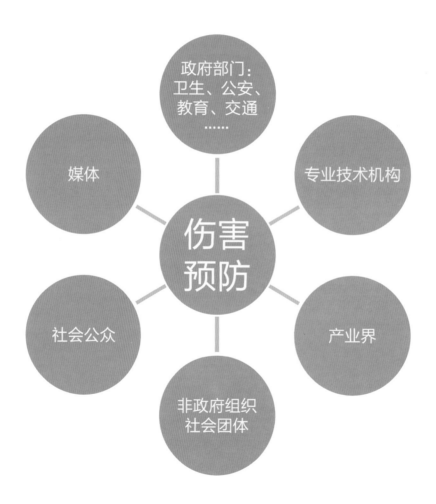

中国伤害状况报告

2019

 结束语

- ➲ 促进部门合作，形成伤害防控的协同合力
- ➲ 落实政策保障，切实降低人群伤害疾病负担
- ➲ 加强监测评估，完善伤害防控证据体系
- ➲ 强化能力建设，提高伤害防治水平
- ➲ 深化科学研究，探索伤害防控有效措施
- ➲ 广泛宣传教育，提升全民伤害防控健康素养
- ➲ 统筹社会资源，促进伤害防控的社会参与和可持续发展